María Elia Pérez García
Jesús Israel Martínez Félix
Héctor Valenzuela Suárez

Ecocardiograma: Predictor de Alteraciones Hemodinamicas en Anestesia

María Elia Pérez García
Jesús Israel Martínez Félix
Héctor Valenzuela Suárez

Ecocardiograma: Predictor de Alteraciones Hemodinamicas en Anestesia

Utilidad en el Transanestesico de Hipertensos Obesos

Editorial Académica Española

Imprint

Any brand names and product names mentioned in this book are subject to trademark, brand or patent protection and are trademarks or registered trademarks of their respective holders. The use of brand names, product names, common names, trade names, product descriptions etc. even without a particular marking in this work is in no way to be construed to mean that such names may be regarded as unrestricted in respect of trademark and brand protection legislation and could thus be used by anyone.

Cover image: www.ingimage.com

Publisher:
Editorial Académica Española
is a trademark of
International Book Market Service Ltd., member of OmniScriptum Publishing Group
17 Meldrum Street, Beau Bassin 71504, Mauritius
Printed at: see last page
ISBN: 978-620-3-03212-3

Copyright © María Elia Pérez García, Jesús Israel Martínez Félix, Héctor Valenzuela Suárez
Copyright © 2020 International Book Market Service Ltd., member of OmniScriptum Publishing Group

AGRADECIMIENTOS

...

A mi madre Josefina, por estar aunque no estuviera, por sanarme y sostenerme siempre, a mis hermanos por acompañarme en el camino, a mi tía Eva por ese amor genuino que solo tienen las madres que eligen serlo. A Vivian; por brillar e iluminarme tantas veces. A mis abuelos, que en la tierra y en el cielo siempre alzan por mí su voz.

Gracias al amor, por abrazarme.

A ese ser quien quiera que sea, que no me dio el camino más fácil, pero me dio el mejor. Gracias por moldearme aunque eso implicó romperme todas las veces que fue necesario. Gracias por esto en que me convirtió.

RESUMEN

Tema: ECOCARDIOGRAMA COMO PREDICTOR DE ALTERACIONES HEMODINÁMICAS TRANSANESTÉSICAS EN PACIENTES OBESOS E HIPERTENSOS

Introducción: Este estudio se centra en los pacientes que presentan dos factores de riesgo que implican modificaciones anatómicas y fisiológicas; como son la hipertensión arterial y la obesidad, se evaluó el aporte que brinda el ecocardiograma para predecir cambios hemodinámicos en el periodo transanestésico.

Objetivos: Evaluar la utilidad del ecocardiograma como predictor de alteraciones hemodinámicas transanestésicas en pacientes hipertensos obesos.

Material y métodos: Se obtuvo una muestra de 30 pacientes en la consulta externa de anestesiología, obesos e hipertensos, sin otras comorbilidades, quienes se realizaron un ecocardiograma, el cual posteriormente se cotejó con su comportamiento hemodinámico transanestésico. Se realizó un registro en el transanestésico de frecuencia cardiaca, presión arterial y si hubo presencia de arritmias.

Resultados: se obtuvieron 4 variables del ecocardiograma con asociación estadísticamente significativa para presentar alteraciones hemodinámicas transanestésicas, disfunción sistólica (p=.000), crecimiento auricular (p=.01) y valvulopatías (p=.001) asociadas a arritmias y disfunción diastólica (p=.00) asociada a cambios en la frecuencia cardiaca.

Respecto a la Presión arterial, las variables cuyo IC95% del valor predictivo positivo no contuvo al 50% son: FEVI VP+=100 (IC95% 61-100), Disfunción sistólica VP+=100 (IC95% 67.6,100), Hipertrofia concéntrica VP+=70.8 (IC95%: 50.8, 85.1).

Las variables del ecocardiograma con IC de Vp+ mayor a 50 para predecir arritmia fueron: disfunción sistólica Vp+=75% (IC95%: 50.9-92.9), Crecimiento auricular (p=.01) VPR+= 90.0 (IC95%: 69.9-97.2), así como las valvulopatías (p=.001) VPR+ 93.8 (71.7-98.9).

Se observó una asociación estadísticamente significativa entre alteraciones en la frecuencia cardiaca específicamente con bradicardia sinusal: disfunción diastólica

(p=000) VP+=75 (IC95%: 58.1,90.3). Con presión pulmonar no fue significativa (p=.060) pero con un VPR+ 80.0 (IC95%: 54.8,93).
Conclusiones: Con este estudio se esclarece que existe una relación directa entre las modificaciones fisiológicas y anatómicas de los pacientes con obesidad e hipertensión, respecto a los cambios hemodinámicos a los que tienden durante la exposición a una anestesia, de modo que es posible predecir con un ecocardiograma a los pacientes que requieren modificaciones anestésicas para reducir al mínimo los cambios hemodinámicos abruptos y las complicaciones que conllevan.

Palabras clave.
Hipertensión, Obesidad, Alteraciones hemodinámicas transanestésicas, Arritmias transanestésicas, Ecocardiograma.

ÍNDICE

PROTOCOLO DE INVESTIGACIÓN

Título

ECOCARDIOGRAMA COMO PREDICTOR DE ALTERACIONES HEMODINÁMICAS TRANSANESTESICAS EN PACIENTES OBESOS E HIPERTENSOS.

-Capítulo 1.- Marco Teórico

En el presente capítulo se aborda de forma conceptual los puntos clave tanto de las patologías interesadas como del ecocardiograma y los estudios similares que pudieran dar soporte a los resultados que buscamos.

La Hipertensión Arterial es un síndrome caracterizado por el aumento sostenido de las cifras tensionales del paciente igual o mayor a 130/80,[1] tiene un origen multifactorial que desencadena un aumento de las resistencias vasculares periféricas y daño vascular sistémico. Se asocia directamente a un incremento del riesgo para infarto agudo al miocardio, evento vascular cerebral, daño renal, etc.

La prevalencia de hipertensión arterial para la población en Estados Unidos sería de 46% en pacientes mayores de 20 años.[1]

De acuerdo con la Encuesta Nacional de Salud y Nutrición 2016 (ENSANUT 2016) uno de cada 4 adultos en México padecen hipertensión arterial (25.5%).[2]

Para El Centro Nacional de Excelencia Tecnológica en salud (CENETEC-Salud) la prevalencia en 2014 de Hipertensión Arterial Sistémica (HAS) en México era de 31.5%, mostrando valores más altos en adultos con obesidad (42.3%; IC 95% 39.4-45.3) que en adultos con índice de masa corporal normal (18.5%; IC 95% 16.2-21.0).[3]

Existen diversos factores de riesgo asociados al desarrollo de Hipertensión Arterial Sistémica; como la obesidad, el hábito tabáquico, sedentarismo, consumo elevado de sal, etc.

Clasificación (siguiente página):

Cuadro tomado de Nuevas guías del American College of Cardiology/American Heart Association Hypertension para el tratamiento de la hipertensión.[1]

Categoría	Cifras de presión arterial (mmHg)
Normal	< 120/80
Elevada	120-129/< 80
Hipertensión estadio 1	130-139/80-89
Hipertensión estadio 2	≥ 140/90

Un problema de salud pública que ha alcanzado cifras epidémicas en los últimos años es la obesidad, implicando una desproporción entre la ingesta de alimentos y el gasto calórico del paciente. “La obesidad (índice de masa corporal = 30 kg/m2) es una enfermedad sistémica, crónica y multicausal, no exclusiva de países económicamente desarrollados, que involucra a todos los grupos de edad, de distintas etnias y de todas las clases sociales”.[4]

La Organización Mundial de la Salud (OMS) estima que existen en el mundo más de un billón de adultos con sobrepeso de los cuales aproximadamente 300 millones padecen obesidad.[5] Según estimaciones que reportan recientemente; en 2016 alrededor del 13% de la población adulta mundial (un 11% de los hombres y un 15% de las mujeres) eran obesos. Entre 1975 y 2016, la prevalencia mundial de la obesidad se ha casi triplicado.[6]

Según ENSANUT 2016 la prevalencia para México de obesidad en adultos es de 72.5% para mayores de 20 años, lo cual representa una cifra alarmante para el sector salud, considerando la amplia gama de enfermedades a las que se asocia y los gastos que conlleva para la sociedad.[7]

“La obesidad tiene un origen multifactorial, en el que se involucran la susceptibilidad genética y los estilos de vida y del entorno, con influencia de diversos determinantes subyacentes, como la globalización, la cultura, la condición económica, la educación, la urbanización y el entorno político y social".[5]

La Ecocardiografía es una técnica de diagnóstico no invasiva que nos sirve para valorar la anatomía del corazón y su función[8], consiste en el empleo del ultrasonido para visualizar por medio de las ondas ecosonográficas al corazón en movimiento.

Esta prueba nos permite la medición de estructuras cardiacas, como válvulas, paredes, septum, espesores y motilidad de los mismos, además establecer la función ventricular, medir los flujos cardiacos, y las presiones en las cavidades.[9] "La ecocardiografía de estrés es un método de diagnóstico ampliamente utilizado para evaluar pacientes con enfermedad coronaria conocida o con sospecha de ella. Su uso está dado por la premisa de que la isquemia inducida por el estrés produce un desequilibrio entre la demanda y la suplencia de oxígeno miocárdico, el cual puede ser detectado por alteraciones segmentarias de la motilidad de las paredes del ventrículo izquierdo, visibles en la ecocardiografía. La respuesta normal al ejercicio o al estrés farmacológico se caracteriza en ecocardiografía por un aumento del engrosamiento de las paredes y de su desplazamiento durante la sístole ventricular.

La comparación entre las imágenes adquiridas durante el reposo y el estrés, en diferentes planos tomográficos, permite detectar las diferencias en la motilidad segmentaria del ventrículo izquierdo".[10]

La prueba de esfuerzo es un test no invasivo que corresponde a la monitorización cardiaca con electrocardiograma durante un esfuerzo físico controlado, con la finalidad de detectar cambios en la función cardiaca ante una demanda de oxígeno aumentada y así poner en evidencia alteraciones electrocardiográficas que no es posible detectar en reposo. "El desequilibrio entre la oferta y la demanda de O2 produce hipoxia tisular, que lleva a una glucólisis anaeróbica con acumulación de ácido láctico y descenso del pH y acidosis metabólica. Esta acidosis produce una alteración en el transporte del calcio, lo que significa en un principio una disminución de la relajación ventricular (disfunción diastólica) y posteriormente una disminución de la contractilidad miocárdica (disfunción sistólica). Estas alteraciones en el metabolismo tisular y en la contractilidad ocurren en ausencia de síntomas. La alteración de la función ventricular produce dilatación y aumento de la presión telediastólica del ventrículo izquierdo, lo que hace que disminuya el flujo sanguíneo al subendocardio, se manifiesten las alteraciones electrocardiográficas y posteriormente aparezca el dolor anginoso".[11]

CONTRAINDICACIONES DE TEST DE ESFUERZO

Absolutas	**Relativas**
1. Infarto agudo miocardio (2 días)	1. Estenosis tronco coronaria izquierda
2. Angina inestable no estabilizada con terapia médica	2. Estenosis aórtica moderada
3. Estenosis aórtica severa sintomática	3. Hipertensión arterial severa
4. Insuficiencia cardíaca descompensada	4. Miocardiopatía hipertrófica obstructiva
5. Arritmias ventriculares graves	5. Bloqueo AV de grado
6. Miocarditis, pericarditis	6. Alteraciones electrolíticas
7. Disección aórtica aguda	

Tabla tomada de Barquin I, Test de esfuerzo, [Monografia en internet].[11]

Criterios de gravedad de una prueba de esfuerzo

Prueba limitada por síntomas: incapacidad de completar etapa II de protocolo de Bruce o su equivalente en otros protocolos (< 6,5 MET)
Incapacidad de superar frecuencia cardíaca de120 latidos por minuto en ausencia de B-Bloqueadores
Comportamiento anormal de la presión arterial sin incremento o incluso disminuyendo.
Aparición de alteraciones electrocardiográficas significativas (depresión del segmento ST de 2mm o más), precoces (en estadio I de protocolo de Bruce) y persistentes (5 minutos o más de la etapa de recuperación)
Elevación del segmento ST en ausencia de Infarto previo
Cuando se suman varios de estos parámetros, el enfermo es catalogado de alto riesgo al asociarse con frecuencia a enfermedad coronaria grave.

Tabla tomada de Barquin I, Test de esfuerzo, [Monografía en internet].[11]

Uno de los objetivos primordiales para el anestesiólogo es preservar la función cardiovascular y la estabilidad hemodinámica ante el estrés que implica el proceso quirúrgico, la monitorización invasiva, o la anestesia por si misma con todos sus pormenores.[12]

En este estudio nos centramos en los pacientes que presentan simultáneamente, dos factores de riesgo que implican modificaciones anatómicas y fisiológicas; como son la hipertensión arterial y la obesidad, se analizan los aportes que nos brindan el ecocardiograma para predecir cambios hemodinámicos en el periodo transanestésico de los mismos.

Como resultado del aumento de masa corporal, en los pacientes obesos podemos observar que "El aumento de la actividad metabólica basal y de la masa corporal se traduce en un mayor consumo de oxígeno (O2) y producción de gas carbónico (CO2) y, por ello, en un trabajo respiratorio elevado."[13] Lo cual se traduce a un mayor requerimiento de volumen sanguíneo y por ende del gasto cardiaco para responder a estas necesidades, resultando un aumento en los volúmenes y presiones de las cavidades cardiacas[14], que a mediano plazo provoca hipertrofia del miocardio a nivel ventricular, éste a posterior y como es de suponer, deriva en disfunción ventricular bilateral posterior.

En referencia a los cambios que produce la hipertensión arterial; como consecuencia del aumento de las resistencias vasculares periféricas[11], hay un aumento en el volumen sanguíneo de la región cardiopulmonar, generando directamente elevación en la precarga cardiaca y por ende aumentando la distensibilidad del ventrículo izquierdo para compensar esta demanda, lo cual resulta en un aumento de volumen de eyección sistólica característico de las primeras etapas del hipertensión arterial. [15] Sin embargo el gasto cardiaco se normaliza por cambios en la volemia y a largo plazo las resistencias vasculares son las que quedan aumentadas.[8,11]

Un efecto de la hipertensión sobre el miocardio, es el incremento en la pared miocárdica del ventrículo izquierdo, que genera disminución del diámetro de la cavidad, generalmente por hipertrofia concéntrica, lo cual afecta de forma directa la función diastólica[16], ya que también la distensibilidad se reduce ante la hipertrofia miocárdica.

La valoración pre anestésica representa una herramienta de suma utilidad para el anestesiólogo,[17] ya que permite identificar de forma anticipada las complicaciones que pudiera manifestar el paciente durante el evento quirúrgico; "Esto consiste en interiorizarse de la historia, obteniendo la mayor cantidad de información de la condición médica actual y pasada del paciente, un examen físico dirigido, efectuar un análisis sistémico del paciente, solicitar y leer los exámenes pertinentes y dejar las indicaciones apropiadas".[18]

En forma generalizada a los pacientes que serán sometidos a un evento quirúrgico de cualquier índole, se solicitan estudios de laboratorio que incluyen biometría hemática completa, tiempos de coagulación; tiempo de protrombina y tiempo de tromboplastina, química sanguínea de 3 elementos; glucosa, urea y creatinina.[19]

Tomando estos estudios como base, se solicita electrocardiograma y radiografía de tórax a mayores de 40 años, pudiendo complementarse con otras pruebas diagnósticas dependiendo de los factores de riesgo que presente el paciente, de las alertas que manifieste en el interrogatorio o sus condiciones clínicas. Con el propósito de estratificar las patologías previas de cada paciente, de forma individualizada se considera la solicitud de perfil tiroideo, electrolitos séricos, pruebas de función hepática, etc.

Como parte de la estadística antes mencionada,[3,4,5,7] es común encontrar pacientes en la valoración pre anestésica, que de forma conjunta presentan distintos niveles de sobrepeso/obesidad e hipertensión, sin embargo no existe un estudio pre quirúrgico que se les solicite de forma protocolizada solo por el hecho de presentar estas dos enfermedades de base conjuntamente.

Para realizar esta investigación, se seleccionó como población de estudio a pacientes que de forma concomitante presenten obesidad e hipertensión arterial; con el propósito de asociar la incidencia de cambios hemodinámicos transanestésicos a las modificaciones fisiopatológicas cardiovasculares que implican estas dos enfermedades sobre el sistema cardiovascular,[13] de modo que sea posible asociar los cambios anatomopatológicos en el ecocardiograma y determinar su valor predictivo ante los cambios hemodinámicos que implica la anestesia y proceso quirúrgico en este tipo de pacientes.

De acuerdo a historia natural de estas patologías, es de esperarse que lo que de inicio es un problema localizado a la porción miocárdica del ventrículo izquierdo, con el paso del tiempo se convierta en una deficiencia generalizada, al punto de que el daño cardiaco es extenso y detectable con métodos diagnósticos de uso más frecuente, "La evidencia electrocardiográfica del agrandamiento auricular izquierdo está asociada con la disfunción diastólica ventricular izquierda y está información sería fundamental cuando se planean las estrategias de monitoreo y anestesia".[20] Una de las ventajas de reconocer la mejor herramienta para detectar el nivel de daño en pacientes obesos hipertensos; sería identificar los cambios que provocan estas enfermedades en etapas tempranas.

Cuando nos encontramos ante un paciente con hipertrofia de ventrículo izquierdo, suponemos que su adaptabilidad para compensar cambios en la frecuencia cardiaca es pobre en comparación a la de un adulto sano, de modo que la bradicardia representa un llenado ventricular menor y resultará en una disminución del gasto cardiaco,[20] igual que la taquicardia disminuyendo el tiempo de llenado de las cámaras cardiacas y bajando la precarga; que es el factor de compensación para el hipertenso, sin embargo se ha sugerido con anterioridad que "la presencia de hipertrofia ventricular izquierda no fue una variable que indicara mayor ni más frecuentes alteraciones en la función diastólica",[21] por lo que es posible que ambas sean una manifestación clínica del daño en órgano blanco que se genera en forma simultánea en esta enfermedad.

La evaluación de la función diastólica del ventrículo izquierdo con base en los hallazgos de los estudios con ultrasonido Doppler transtorácico ha sido evaluada en múltiples estudios y sus valores de referencia se muestran en el cuadro II. La evolución de la tecnología Doppler ha simplificado la evaluación de la función diastólica. Ésta comenzó utilizando la evaluación de la OPD del llenado del VI y ha evolucionado a técnicas más sofisticadas como la medición de la propagación de la velocidad y las imágenes en Doppler tisular.[22] Ahora se conoce que la posición, los cambios en el volumen intravascular y la ventilación (espontánea o con presión positiva) pueden afectar el llenado del VI. Los parámetros de llenado del VI pueden cambiar también con el uso de anestésicos, y ahora se sabe que los cambios dinámicos de las circunstancias en el peri-operatorio hacen que la evaluación con Doppler pierda especificidad. Actualmente las guías publicadas proveen un marco conceptual generalizado de la valoración de la función diastólica; sin embargo, se necesita de una metodología específica para la valoración de ésta en el ambiente peri-operatorio.

La relevancia clínica de la diferenciación de los pacientes con síndrome clínico de insuficiencia cardíaca según la fracción de eyección aún debe ser establecida, siendo su mayor aporte al conocimiento el hecho de que los pacientes con disfunción sistólica tienen un tratamiento claramente establecido, y los individuos con función sistólica preservada no lo tenían. [23]

Un aspecto importante a considerar es el nivel de afectación que presente el paciente de acuerdo a la clasificación de su obesidad o el estadio de su hipertensión, pudiendo modificar el grado de daño cardiovascular, aunado desde luego al tiempo de evolución, apego a tratamiento, etc. de modo que podríamos encontrarnos desde pacientes asintomáticos y sin cambios sensables, hasta síndromes complejos con lesiones mayores como el Síndrome de Hipoventilación de la Obesidad (SHO), cuya condición más extrema se conoce como síndrome de Pickwick.[13] Es por ello indispensable contar con una excelente anamnesis previa, dirigida a identificar también obesos portadores SAOS y de SHO, ya que tienen una mayor morbilidad y mortalidad postoperatoria, y la pesquisa de estas alteraciones en el preoperatorio tiene importancia para corregir o mejorar la función respiratoria.[17]

Considerando al evento quirúrgico como un inductor de estrés, con la descarga de catecolaminas que implica la herida quirúrgica, el proceso de inflamación inmediato, el dolor, el ayuno, en algunos casos la posición, o el efecto de la intubación, debemos estar preparados para abordar las alteraciones a las que el paciente obeso e hipertenso es más susceptible,[24] con todas las posibles alteraciones patológicas que sus enfermedades implican.

Las modificaciones fisiopatológicas que se presentan al conjuntar dos morbilidades con efecto parecido sobre el miocardio, reducen la capacidad de adaptación al estrés como parte de su "Labilidad hemodinámica, se pueden producir crisis hipertensivas en respuesta a estímulos como la laringoscopia y la intubación, la incisión o manipulación quirúrgica, el dolor o hipotermia en el postoperatorio."[21]

Al guiarnos por la premisa de evitar fluctuaciones amplias en la actividad hemodinámica peri operatoria del paciente obeso e hipertenso, con la finalidad de evitar el daño orgánico, nos encontramos con metas preestablecidas que muestran un rango de seguridad dentro del cual las modificaciones en los signos vitales no implicarán lesiones por hipoperfusión o daño vascular por hipertensión, de modo que; Cambios superiores al 30% (o 20 mmHg) de PAM (2 x PA diastólica [PAD]+ PA sistólica [PAS]/3) respecto al nivel preoperatorio y de duración superior a 15 minutos en el caso de hipotensión o 60 minutos en el caso de hipertensión, representan un riesgo significativo de complicaciones cardiovasculares[21].

Con la misma importancia se debe evitar la hipotensión en los pacientes, la cual; "Se produce por un descenso de las resistencias vasculares, por la caída del gasto cardiaco (secundario a la disfunción del ventrículo izquierdo) y por la pérdida del reflejo barorreceptor"[20], resultando mayoritariamente afectados los órganos con menor capacidad de autorregulación; el cerebro y el riñón. Por tanto el objetivo ante un paciente quirúrgico con estas enfermedades de base se aleja de tratar de llevar sus cifras a las tendencias normales, y se centra en mantener sus registros cerca de los valores basales habituales.

La hipotensión transoperatoria es una complicación frecuente. Se considera un factor de riesgo independiente de evento vascular cerebral, infarto agudo al miocardio y mortalidad a 30 días y un año[25]. Además de presentarse sufrimiento miocárdico por hipotensión diastólica, al ser insuficiente el insumo a las coronarias durante este periodo.

Un aspecto fundamental a considerar sería la interpretación y realización de estos estudios por el anestesiólogo, existen estudios que sugieren que es posible el adiestramiento de anestesiólogos (y otras especialidades) para interpretación y realización de ecocardiogramas con buen margen de resultados en lapsos cercanos de aprendizaje cercanos a 2 meses[26], sin embargo no existen datos que evalúen los tiempos para ecocardiograma stress o prueba de esfuerzo como tal.

Al tratar a pacientes obesos hipertensos, resulta indispensable considerar la gran cantidad de complicaciones a las que están más propensos y las numerosas desventajas que su condición implica [27] infiriendo desde un principio que requieren de una investigación más profunda de sus condiciones fisiopatológicas, una monitorización más estrecha y un estudio preoperatorio más profundo, sin importar la presencia o no de datos de alarma.

La evaluación ecocardiográfica puede diferenciar diagnósticos como regurgitación mitral y aórtica o pericarditis constrictiva, que también están asociadas con síntomas de falla cardíaca con fracción de eyección de ventrículo izquierdo conservada[28].

La finalidad de ampliar nuestra perspectiva y disponer de un pronóstico para la evolución transanestésica de los pacientes con distintos grados de riesgo secundarios a sus patologías, nos permitiría otorgarles un tratamiento dirigido y específico para minimizar los efectos ante las condiciones de distrés propias de la anestesia y el procedimiento quirúrgico, así mismo podríamos reconocer anticipadamente los preparativos que nos ayuden a brindar una respuesta temprana y oportuna en casos inevitables, aunado a las buenas practicas ya establecidas para las modificaciones en el tratamiento de estos pacientes; "los fármacos beta bloqueantes y antagonistas del calcio deben continuarse administrando hasta el día de la cirugía. Los inhibidores de la enzima convertidora de angiotensina y los antagonista de la angiotensina II en cambio, por sus potenciales efectos adversos, sobre la presión arterial en el intra-operatorio deben ser suspendido 12 a 36 horas previas a la cirugía, salvo en la cardiopatía hipertensiva con insuficiencia cardíaca" [22].

Del mismo modo será útil al tomar noción de los pacientes que deben mantenerse en vigilancia prolongada, con tratamientos postoperatorios o quienes requieran de la búsqueda intencionada de lesiones de acuerdo a su comportamiento trans-quirúrgico, a la fecha existe evidencia de que ciertos marcadores tienen una excelente eficiencia para detectar injurias agudas, como "la dosificación postoperatoria de la concentración de troponina Ic, marcador altamente específico del daño miocárdico posquirúrgico, permite cuantificar la extensión del territorio miocárdico afectado por un proceso isquémico irreversible durante el período operatorio"[29].

Al considerar el uso del ecocardiograma, como parte del protocolo pre quirúrgico dirigido a cierto tipo de pacientes, se busca tener evidencia contundente de su utilidad específica, bajo circunstancias quirúrgicas determinadas, ya que existe evidencia de que el uso de ecocardiograma stress como método de estratificación en pacientes de bajo riesgo no altera o no disminuye la tasa de eventos cardiacos, en el caso de alto riesgo cardiaco tal como infarto agudo, angina inestable o falla cardiaca no compensada, no tiene justificación y por el contrario podría estar contraindicada.[30]

El anestesiólogo como operador no experto del ecocardiograma, podría requerir instrucción académica y formación en la realización e interpretación de ecocardiogramas[31] de modo que pueda brindar una atención completa e integral cuando se trate de implementar estas medidas y se encuentre familiarizado en lo posible con los procedimientos.

-Capítulo2.- Planteamiento del problema

¿EL ECOCARDIOGRAMA PREDICE ALTERACIONES HEMODINÁMICAS TRANSANESTÉSICAS EN PACIENTES OBESOS E HIPERTENSOS?

-Capítulo 3.- Justificación

El manejo anestésico de cualquier paciente constituye una práctica compleja que implica una atención integral, considerando características de cada paciente, sus patologías y el control de las mismas, así como los requerimientos de la cirugía a la que será sometido, el tiempo quirúrgico, etc. Aunado a los cambios que implica la combinación de anestésicos y demás pormenores que haya que manejar en quirófano; por lo cual es importante planificar el evento y el manejo posquirúrgico en la recuperación. Dicho esto se entiende que la labor del anestesiólogo nunca se limita al periodo de inducción y mantenimiento del plano anestésico.

De acuerdo a ENSANUT se reporta una incidencia combinada entre hipertensión y obesidad del 42.3% entre los adultos mayores de 20 años[2], es de esperarse que eventualmente se presenten como candidatos a cirugía de cualquier índole, como un reto anestésico con una amplia gama de complicaciones posibles.

Todos los años se realizan más de 100 millones de cirugías no cardíacas, la mayoría de las cuales son electivas y se relacionan a un bajo porcentaje de complicaciones (entre 0.5 a 1%), destacando entre estas muerte perioperatoria, infartos no fatales, lesión renal aguda y eventos vasculares cerebrales[25].

El Hospital Civil de Culiacán no es la excepción a este problema, por medio del presente estudio se pretende encontrar las modificaciones anatomopatológicas que generan incidencia en los cambios hemodinámicos transanestésicos a los que la población seleccionada se encuentra expuesta, de este modo estar preparados ante ellos y abordarlos en forma preventiva siempre que sea posible.

De acuerdo a estudios recientes; la hipertensión arterial se asocia de forma importante a factores como la cirugía de urgencia (14.4 veces más), la anestesia general (5.8 veces más) y los antecedentes hipertensivos por si mismos (7.6 veces más)[33], de modo que el presente trabajo de investigación pretende aportar información que beneficie a este grupo de población enriqueciendo la información de la que disponemos para mejorar su proceso anestésico.

-Capítulo 4.- Hipótesis

EL ECODARDIOGRAMA ES UN PRUEBA DE UTILIDAD PARA PREDECIR ALTERACIONES HEMODINÁMICAS TRANSANESTÉSICAS EN PACIENTES OBESOS E HIPERTENSOS.

-Capítulo 5.- Objetivos

- **Objetivo general**

Evaluar la utilidad del ecocardiograma como predictor de alteraciones hemodinámicas transanestésicas en pacientes obesos e hipertensos.

- **Objetivos específicos**

1.-Determinar las variables ecocardiográficas cuya alteración se asocia a cambios en la presión arterial mayor a 30% en el transanestésico.

2.- Determinar las variables ecocardiográficas cuya alteración se asocia a la presencia de arritmias en el transanestésico.

3.- Determinar las variables ecocardiográficas cuya alteración se asocia a cambios en la frecuencia cardiaca mayor a 30% en el transanestésico.

-Capítulo 6.- Material y métodos

a. Diseño del estudio:

Estudio de cohortes, observacional, prospectivo.

b. Universo de estudio

Población obesa e hipertensa que se valoró en la consulta preanestésica y se intervino quirúrgicamente bajo anestesia.

c. Lugar de realización:

Hospital Civil de Culiacán (consultorio y área de quirófanos): Se realizó la consulta inicial y la cirugía.

Centro Integral Cardiovascular. Calle Zircon No. 2140. Desarrollo Urbano Tres Ríos. Culiacán Sinaloa. Aquí se realizó el ecocardiograma por el Dr. Héctor Valenzuela.

d. Periodo de tiempo de realización:

Fecha de inicio: Febrero 2019

Fecha final: Octubre 2019

e. Criterios de inclusión:

Pacientes obesos e hipertensos.

Pacientes que ingresaron a un procedimiento quirúrgico bajo anestesia.

Pacientes que aceptaron participar en el estudio.

Femenino y masculino.

Edad: 30 a 85 años.

Tuvieron clasificación de la American Society of Anesthesiologists (ASA); II y III.

f. Criterios de exclusión:

Pacientes con cardiopatías conocidas.

Usuarios de drogas.

Pacientes embarazadas.

g. Criterios de eliminación

Paciente con hipersensibilidad a anestésicos en el transoperatorio.

Pacientes que egresen a sala de terapia intensiva.

h. Análisis estadístico propuesto:

Se analizó la relación entre las variables ecocardiográficas y las variables hemodinámicas (de alteraciones transanestésicas) utilizando la prueba Chi cuadrada y pruebas t según fue el caso. Se estimaron los valores predictivos positivos y negativos de las variables ecocardiográficas para alteraciones transanestésicas. Se utilizó regresión logística para estimar la asociación entre alteraciones transanestésicas y las variables ecocardiográficas significativas.

Los datos fueron analizados en SPSS v23, un valor de $p<.05$ se consideró estadísticamente significativo. Los intervalos fueron construidos para una confianza del 95%.

i. Cálculo del tamaño de muestra: **N=** 30 pacientes en total

Se requirieron n=30 pacientes para con una potencia del 80% detectar una RR mayor a 2. Se asume una prevalencia de arritmia del 60%.

j. Descripción general del estudio:

Metodología:

Este estudio fue presentado y evaluado por el Comité de Investigación del Centro de Investigación y Docencia en Ciencias en la Salud del Hospital Civil de Culiacán, aceptado en el mes de noviembre de 2018, con número de registro 300.

En primera instancia se requirió identificar en la valoración pre-anestésica a los pacientes que cumplieran con los criterios de inclusión; es decir obesos e hipertensos valorados para procedimiento quirúrgico bajo anestesia en la consulta externa de anestesiología, se les informó acerca del estudio, los detalles del proceso y se obtuvo firma del consentimiento informado. Posteriormente se enviaron a realizar un ecocardiograma transtorácico con una copia del consentimiento a la clínica y así garantizar el precio acordado con el médico.

El ecocardiograma transtorácico se realizó por el Dr. Héctor Valenzuela en su consultorio ubicado en calle Zircón 2140, Desarrollo Urbano Tres Ríos, Culiacán Sinaloa.

Los resultados obtenidos se enviaron directamente a los investigadores y la información fue manejada con absoluta confidencialidad, sin embargo de encontrarse alteraciones anatómicas o funcionales que requirieran tratamiento o profundizar en estudio, se hizo saber al paciente dándole acceso a la información y orientación útil a criterio de los especialistas.

Una vez llegado el día de la cirugía, se llevó a cabo una revisión minuciosa del ecocardiograma, el paciente fué nuevamente entrevistado, buscando intencionadamente cambios o agudizaciones de sus patologías, se premedicó y exploro de forma rutinaria, se brindó la anestesia requerida de acuerdo al procedimiento quirúrgico en forma habitual. El siguiente objetivo fué registrar los cambios hemodinámicos que presentó en el periodo transanestésico por medio de la hoja transanestésica, haciendo especial hincapié en los primeros 30 minutos postinducción.

Por último fué necesario recolectar los datos y analizar los resultados para comparar la asociación de cambios transanestesicos hemodinámicos de acuerdo a las alteraciones que presentó el ecocardiograma de cada paciente.

Diseño:

ESTUDIO OBSERVACIONAL PROSPECTIVO TIPO COHORTE.

k. Tabla de definición operacional de variables:

VARIABLES	DEFINICION OPERACIONAL	TIPO DE VARIABLE	ESCALA DE MEDICION
Edad	Tiempo transcurrido desde el nacimiento hasta el momento de inclusión al estudio	Cuantitativa Numérica	Numérica
Cambios hemodinámicos	Son las variantes en los signos vitales; frecuencia cardiaca, presión arterial y arritmias durante el trananestésico	Cualitativa politómica	-Ausente (0) -Presente(1)
Cambios en la frecuencia cardiaca	Se considera presente cuando hay un cambio en la frecuencia mayor al 30% respecto a los latidos cardiacos por minuto registrado al ingreso del paciente a quirófano.	Cualitativa Dicotómica	-Ausente (0) -Presente(1)
Cambios en la tensión arterial	Fuerza que ejerce el volumen sanguíneo al interior de las arterias, medida con un baumanómetro braquial. Se considera presente cuando varía en más del 30% del valor registrado al ingreso del paciente a quirófano.	Cualitativa Dicotómica	-Ausente (0) -Presente(1)
Arritmias	Alteraciones en el rítmo cardiaco observadas en el registro de las derivaciones eléctricas del corazón V5 y DII durante el transanestésico. Bloqueos, fibrilación auricular, extrasístoles auriculares o ventriculares.	Cualitativa Dicotómica	-Ausente (0) -Presente(1)
Alteraciones ecocardiográficas	Son as alteraciones en las características anatómicas y funcionales del ecocardiograma que se tomaron en cuenta para este estudio, FEVI,	Cualitativa Politómica	-Ausente (0) -Presente(1)

	disfunción sistólica, disfunción diastólica, hipertrofia concéntrica de ventrículo izquierdo, crecimiento auricular, valvulopatías e hipertensión de la arteria pulmonar.		
FEVI	Mide la capacidad de vaciamiento del ventrículo izquierdo. Se considera normal cuando es mayor de 50% y alterada cuando es menor o igual a 49% para este estudio.	Cualitativa Dicotómica	-Normal (0) -Alterada (1)
Disfunción sistólica	Depende de una contracción adecuada del ventrículo izquierdo	Cualitativa Dicotómica	-Ausente (0) -Presente(1)
Disfunción diastólica	Se basa en la adecuada dilatación del ventrículo en diástole	Cualitativa Dicotómica	-Ausente (0) -Presente(1)
Hipertrofia concéntrica de ventrículo izquierdo	Mide aumento de volumen en la pared miocárdica del ventrículo izquierdo.	Cualitativa Dicotómica	-Ausente (0) -Presente(1)
Crecimiento auricular	Se refiere al crecimiento anormal de las aurículas con respecto al resto del corazón.	Cualitativa Dicotómica	-Ausente (0) -Presente(1)
Valvulopatías	Alteraciones estructurales de las válvulas cardiacas detectables en el ecocardiograma. Se valora estenosis e insuficiencia en válvula aortica, mitral, pulmonar y tricuspidea.	Cualitativa Dicotómica	-Ausente (0) -Presente(1)
Hipertensión de la arteria pulmonar	Medición indirecta por ecocardiograma de la presión de la arteria pulmonar cuando es mayor o igual a 31 mmhg. Se considera normal hasta 30 mmhg.	Cualitativa Dicotómica	-Ausente (0) -Presente(1)

I. Estandarización de instrumentos de medición:

Se realizó ecocardiograma transtorácico con equipo IE-33 versión G.1, con transductor sectorial 1-5 MHZ, utilizando los modos M, Bidimensional, Doppler color, Doppler pulsado, Doppler contínuo.

Se tomaron en cuenta las mediciones de signos vitales cuando ingresó el paciente a quirófano, se registró frecuencia cardiaca, presión arterial y la presencia de arritmias en el electrocardiograma dinámico de DII y V5, esta primer medición es la que se consideró basal.

Posteriormente se realizaron tres mediciones comparativas, durante la inducción, a los 15 minutos postinducción y al final de la cirugía, haciendo un registro de los mismos y comparando los valores con la primer medición.

Se consideró como cambio hemodinámico a la elevación o disminución en más de 30% de la presión arterial, cambio de más del 30% en algún valor de la frecuencia cardiaca respecto a la basal y la presencia o no de arritmias, como pudieron ser extrasístoles aisladas, fibrilación, bloqueos, etc.

Los pacientes se manejaron bajo un sistema de ventilación variable y acorde a las necesidades individuales de cada uno, y contrarrestando en la medida posible los cambios hemodinámicos con el uso de fluidoterapia o fármacos a requerimiento.

-Capítulo 7.- Aspectos bioéticos

El presente protocolo de Investigación en seres humanos, se adaptó a los principios científicos y éticos que justifican la investigación médica en donde hubo seguridad de que no se expuso a riesgos innecesarios al sujeto investigado, el cual firmó el consentimiento informado y a lo establecido en la Declaración de Helsinki sobre la Seguridad del Paciente en Anestesiología, aprobada por la Organización Mundial de la Salud (OMS), la Federación Mundial de Sociedades de Anestesiología (WFSA), y la Federación Europea de Pacientes (EPF) en Helsinki en junio de 2010. Así mismo, nos apegamos a las especificaciones del código de Nuremberg y de las buenas prácticas médicas.

Este estudio fue presentado y evaluado por el Comité de Investigación del Centro de Investigación y Docencia en Ciencias en la Salud del Hospital Civil de Culiacán, aceptado en el mes de noviembre de 2018, con número de registro 300, se sometió a 4 revisiones en su versión completa.

De acuerdo a los requerimientos de la Ley General de Salud como se cita en su artículo 98; "*En las instituciones de salud, bajo la responsabilidad de los directores o titulares respectivos y de conformidad con las disposiciones aplicables, se constituirán: una comisión de investigación; una comisión de ética, en el caso de que se realicen investigaciones en seres humanos*"[31] Por tanto este protocolo fué sometido a evaluación ética por el comité de bioética del Centro de Investigación en Ciencias de la Salud (CIDOCS) del Hospital Civil de Culiacán, en base a los lineamientos que este tipo de estudios implica, con número de registro 017.

A continuación se citan las bases que demanda la Ley General de Salud en su artículo 100, a las cuales se apega este protocolo:

I. Deberá adaptarse a los principios científicos y éticos que justifican la investigación médica, especialmente en lo que se refiere a su posible contribución a la solución de problemas de salud y al desarrollo de nuevos campos de la ciencia médica;
II. Podrá realizarse sólo cuando el conocimiento que se pretenda producir no pueda obtenerse por otro método idóneo;
III. Podrá efectuarse sólo cuando exista una razonable seguridad de que no expone a riesgos ni daños innecesarios al sujeto en experimentación;
IV. Se deberá contar con el consentimiento por escrito del sujeto en quien se realizará la investigación, o de su representante legal en caso de incapacidad legal de aquél, una vez enterado de los objetivos de la experimentación y de las posibles consecuencias positivas o negativas para su salud;
V. Sólo podrá realizarse por profesionales de la salud en instituciones médicas que actúen bajo la vigilancia de las autoridades sanitarias competentes;
VI. El profesional responsable suspenderá la investigación en cualquier momento, si sobreviene el riesgo de lesiones graves, invalidez o muerte del sujeto en quien se realice la investigación, y
VII. Las demás que establezca la correspondiente reglamentación.

IMPACTO EN LA POBLACION

La anestesia general es una herramienta indispensable en el ámbito quirúrgico, los cambios que produce pueden resultar perjudiciales y difíciles de controlar en pacientes con labilidad cardiovascular como podrían ser los pacientes hipertensos y obesos. Debido a la alta incidencia que tienen estas enfermedades crónico-degenerativas, y su aumento en las últimas décadas es cada vez mas frecuente que pacientes con ambas alteraciones requieran intervenciones quirúrgicas, por lo que identificar con anterioridad este tipo de susceptibilidades podría mejorar sus pronósticos notablemente.

JUSTIFICACION CLARA DEL ESTUDIO Y SU IMPORTANCIA PARA DAR RESPUESTA A LAS NECESIDADES DE LA POBLACION QUE PARTICIPA EN LA INVESTIGACION

Existe evidencia del daño y las repercusiones cardiovasculares a las que tienden los pacientes que presentan variabilidad importante durante los procesos transanestésicos, especialmente cuando estos superan el 30% de modificaciones respecto al valor basal de la presión arterial, sin embrago la presencia de arritmias, y datos de bajo gasto podrían representar lesiones cardiacas transitorias o permanente, por lo que el poder prevenir todos estos eventos podría resultar en un mejor pronóstico para este tipo de pacientes.

LOS BENEFICIOS ESPERADOS PARA LA POBLACION Y LOS NUEVOS CONOCIMIENTOS QUE EL ESTUDIO PUEDE GENERAR:

Por medio de este estudio podríamos identificar los cambios dinámicos y anatómicos que detectados por las variables ecocardiográficas nos pudieran orientar en la identificación de pacientes susceptibles a una amplia variabilidad hemodinámica durante su periodo transanestésico bajo anestesia general. De igual manera podremos determinar que cambios entre las modificaciones fisiopatológicas que tanto la obesidad como la hipertensión implican: pudieran ser las responsables de la falta de adaptación del sistema cardiovascular en una situación de estrés o alta demanda.

SEÑALAR EL NIVEL DE RIESGO DE ACUERDO AL ARTÍCULO 17 DEL REGLAMENTO DE LA LEY GENERAL DE SALUD

Riesgo mínimo a la salud por exposición en la investigación. Sin embargo se puede considerar el riesgo económico por el pago de $1000 que se general al realizarse un ecocardiograma en un medio privado, es por esta razón que se explicará ampliamente al paciente que es posible realizar su cirugía únicamente con los estudios preoperatorios de rutina y el pertenecer a esta investigación debe ser de forma consiente y voluntaria.

SEÑALAR SI SE INCLUYE POBLACION VULNERABLE, LA JUSTIFICACION PARA HACERLO Y EL CONSENTIMIENTO INFORMADO

No hay población vulnerable

Se anexa consentimiento informado, acorde al punto 10 de la declaración de Helsinki;

En el momento de obtener el consentimiento informado para participar en el proyecto de investigación, el médico debe obrar con especial cautela si las personas mantienen con él una relación de dependencia o si existe la posibilidad de que consientan bajo coacción. En este caso, el consentimiento informado debe ser obtenido por un médico no comprometido en la investigación y completamente independiente con respecto a esta relación oficial

LA UTILIZACION DE HERRAMIENTAS DE MEDICION Y DESCRIPCION DEL PROCEDIMIENTO DE APLICACIÓN

Se requiere de un estudio de ecocardiograma previo a la aplicación de anestesia general en un paciente obeso e hipertenso, que se mantenga en control antihipertensivo regular.

Se realizó ecocardiograma transtorácico con equipo IE-33 versión G.1, con transductor sectorial 1-5 MHZ, utilizando los modos M, Bidimensional, Doppler color, Doppler pulsado, Doppler contínuo.

Se realizó un registro transanestésico detallado, específicamente en los aspectos hemodinámicos, bajo un sistema de ventilación variable y acorde a los requerimientos del paciente, acorde al punto 6 del apartado 2 de la declaración de Helsinki citado a continuación: podría haber modificaciones si las condiciones del paciente así lo ameritan: *El médico podrá combinar investigación médica con asistencia profesional, con la finalidad de adquirir nuevos conocimientos médicos, únicamente en la medida en que 4 la investigación médica esté justificada por su posible utilidad diagnóstica o terapéutica para el paciente.*

A continuación se describe a través de un flujograma la secuencia de actividades a realizar en este protocolo.

FLUJOGRAMA DE ACTIVIDADES

CAPTACIÓN DE PACIENTES

Se identificaron 36 paciente candidatos en la consulta externa preanestésica.

Se obtuvo firma de consentimiento informado.

Pacientes obesos e hipertensos. Valorados para procedimiento bajo anestesia. Femenino y masculino. Edad: 35 a 85 años. ASA; II y III. ÍMC: 30 a 39.9 kg/m2.

REALIZAR ECOCARDIOGRAMA

Se enviaron 36 pacientes al consultorio del Dr. Hector Valenzuela. Se explicó al paciente que tendría un costo de $1000 y era su elecc̈ción participar en el estudio. Se Solamente acudieron 34 pacientes al estudio.

Se obtuvieron 34 ecocardiogramas, varibles a considerar: Función sistólica, función diastólica, grosor de miocardio, crecimiento auricular, FEVI, lesión valvular., Presión de arteria pulmonar

REGISTRO HEMODINAMICO EN CIRUGIA

Acudieron 31 pacientes a cirugía, previa revisión de los datos ecocardiográficos y con el resto del protocolo quirurgico habitual. tres pacientes no se habian presentado aun a cirugía al momento del estrudio

Se hizo un registro de las variables hemodinámicas al ingreso (valor basal), en la inducción, 15 minutos posterior a esta y al término de la cirugía. Se consideró positivo al cambio en la presion arterial o en la frecuencia cardiaca mayor al 30% respecto a los valores basales, así como la presencia de arritmias,

Se elimino 1 paciente por presentar reacción alérgica no complicada a farmacos. En total se completaron 30 pacientes que cumplieron con los criterios para ingresar y permanecer en el protocolo y a los cuales se evaluó estadísticamente la asociacion de las variables ecocardiográficas respecto a las 3 variables obtenidas en cirugía.

LOS MECANISMOS PARA PROTEGER LA CONFIDENCIALIDAD

Se reserva la utilización de datos y resultados de los pacientes solo al investigador, y con fines que al estudio competa, cuidando en todo momento su privacidad personal y los aspectos de ética elementales que cita el principio básico de confidencialidad: *"Derecho del paciente de que se respete el secreto en la información proporcionada al médico, durante la relación profesional médico-paciente".*

CONFLICTO DE INTERES

Ninguno

-Capítulo 8.- Recursos y financiamiento

La captación inicial de pacientes en la consulta de anestesiología se llevó a cabo por los residentes de anestesiología y la Dra. Alma Ruth Gerardo Angulo, posteriormente referidos al consultorio del Ecocardiografista para realizar el ecocardiograma transtorácico.

Por llevarse a cabo en una institución semiprivada, los gastos por la toma de las pruebas diagnósticas fueron cubiertas por el paciente.

Fue necesario considerar las condiciones económicas del paciente e informarlo adecuadamente por el medio del consentimiento informado.

Como parte del acuerdo con el servicio de cardiología del Dr. Héctor Valenzuela (Cardiólogo Ecocardiografista) se brindó un precio especial para el ecocardiograma al total de los pacientes estudiados, el cual fué de $1000.

-Capítulo 9.- Resultados

Se detectaron 36 pacientes obesos e hipertensos en la consulta de anestesiología que cumplieron con criterios para ingresar al protocolo, de los cuales 34 se presentaron para la obtención del ecocardiograma, los dos pacientes restantes no habían acudido con el Ecocardiografista para el momento de la obtención de datos. Se presentaron a cirugía 31 pacientes, los tres pacientes restantes no habían acudido a su procedimiento quirúrgico al momento de la obtención de datos. De esos 31 pacientes; 1 fué eliminado por presentar rash durante la cirugía como reacción de hipersensibilidad a fármacos, por tanto se obtuvo una muestra de 30 pacientes.

Características generales de la población; Un total de n=30 pacientes con edad entre los 41 a los 84 años y promedio 64.9±10.3 años, de los cuales 14 eran hombres y 16 mujeres.

Presentaron IMC entre de 30.1 y 39.7, con un promedio 33.7±2.58. Los tiempos de evolución de las patologías se presentaron para Hipertensión Arterial un mínimo de 1 año y máximo de 34 con un promedio de 10.9±8.3 años. Para obesidad un tiempo mínimo de evolución de 5 años y un máximo de 39 años con un promedio de 24.6±9.12 años.

Los 30 pacientes habían tenido al menos una vez en su vida farmacoterapia para hipertensión arterial, de los cuales 2 se encontraban en control únicamente por dieta y ejercicio al momento del estudio.

Del total de pacientes 9 refirieron haber recibido farmacoterapia para control de la obesidad preescrita por un médico en algún momento de su vida, sin embargo ninguno de ellos se encontraba en tratamiento para control de obesidad al momento del estudio.

Tabla 1. Características generales de la población

	Mínimo	Máximo	Media	Desviación estándar
Edad	41.0	84.0	64.9	10.3
Peso	67	101	83.2	9.4
Talla	1.41	1.8	1.601	0.08
IMC	30.01	39.7	33.7	2.58
Tiempo de HAS	1	34	10.9	8.3
Tiempo de Obesidad	5	39	24.6	9.12

Presión arterial. No se observó asociación estadísticamente significativa entre el ecocardiograma y los cambios en la presión arterial. Las variables cuyo IC95% del valor predictivo positivo no contuvo al 50% son: FEVI VP+=100 (IC95% 61-100), Disfunción sistólica VP+=100 (IC95% 67.6,100), Hipertrofia concéntrica VP+=70.8 (IC95%: 50.8, 85.1).

Tabla 2. Relación entre presión arterial y ecocardiograma

		Presión arterial cambios 30%		P	VP +	VP -
		<30% (n=11)	>=30 (n=19)			
FEVI	<50	0 (0.0%)	6 (31.6%)	.061	100	45.8
	>=50	11 (100.0%)	13 (68.4%)		(IC 61-100)	(IC 27.9-64.9)
Disfunción sistólica	No	11 (100%)	11 (57.9%)	.071	100	50
	Leve	0 (0%)	3 (15.8%)		(IC 67.6-100)	(IC 30.7-67.6)
	Moderada	0 (0%)	4 (21.1%)			
	Severa	0 (0%)	1 (5.3%)			
Disfunción diastólica	Conservada	2 (18.2%)	5 (26.3%)	.564	60.9	28.6
	Grado I	9 (81.8%)	11 (57.9%)		(IC 40.8-77.8)	(IC 8.2-64.1)
	Grado II	0 (0%)	2 (10.5%)			
	Grado III	0 (0%)	1 (5.3%)			
Hipertrofia concéntrica	No	4 (34.6%)	2 (10.5%)	.203	70.8	66.7
	Leve	6 (54.5%)	9 (47.4%)		(IC 50.8-85.1)	(IC 30-90.3)
	Moderada	1 (9.1%)	5 (26.3%)			
	Severa	0 (0%)	3 (15.8%)			
Crecimiento Auricular	Ausente	4 (36.4%)	6 (31.6%)	.404	65.0	40.0
	Presente	7 (63.6%)	13 (68.4%)		(IC 43.3-81.9)	(IC 16.8-68.7)
Presión de A. pulmonar	<30 mmhg	6 (54.5%)	9 (47.4%)	1.000	67.7	40
	>30 mmhg	5 (45.5%)	10 (52.6%)		(IC 41.7-84.8)	(IC 19.8-64.3)
Valvulopatias	No	5 (45.5%)	9 (47.4%)	1.000	62.5	35.7
	Presentes	6 (54.5%)	10 (52.6%)		(IC 38.6-81.5)	(IC 16.3-61.2)

Arritmia. Las variables del ecocardiograma con IC de Vp+ mayor a 50 para predecir arritmia fueron: disfunción sistólica Vp+=75% (IC95%: 50.9-92.9), Crecimiento auricular (p=.01) VPR+= 90.0 (IC95%: 69.9-97.2), así como las valvulopatías (p=.001) VPR+ 93.8 (71.7-98.9).

Tabla 3. Relación entre arritmias y ecocardiograma

		Arritmias		P	VP +	VP -
		Ausente (n=10)	Presente (n=20)			
FEVI	<50	1 (10.0%)	5 (25%)	.633	83.3	37.5
	>=50	9 (90%)	15 (75%)		(IC 43.6-97)	(IC 21.2 a 57.3)
Disfunción sistólica	No	8 (80.0%)	14 (70.0%)	.000	75	36.4
	Leve	0 (0%)	3 (15.0%)		(IC 50.9-92.9)	(IC 19.7-57)
	Moderada	2 (20.0%)	2 (10.0%)			
	Severa	0 (0%)	1 (5.0%)			
Disfunción diastólica	Conservada	3 (30.0%)	4 (20.0%)	.801	69.6	42.9
	Grado I	7 (70.0%)	13 (65.0%)		(IC 49.1-84.4)	(IC 15.8-75)
	Grado II	0 (0%)	2 (10.0%)			
	Grado III	0 (0%)	1 (5.0%)			
Hipertrofia concéntrica	No	2 (20.0%)	4 (20.0%)	.357	66.7	33.3
	Leve	7 (70.0%)	8 (40.0%)		(IC 46.7-82)	(IC 9.7-70)
	Moderada	1 (10.0%)	5 (25.0%)			
	Severa	0 (%)	3 (15.0%)			
Crecimiento Auricular	Ausente	8 (80.0%)	2 (10.0%)	.01	90.0	80.0
	Presente	2 (20.0%)	18 (90.0%)		(IC 69.9-97.2)	(IC 49-94.3)
Presión de A. pulmonar	<30 mmhg	7 (70.0%)	8 (40.0%)	.245	80.0	46.7
	>30 mmhg	3 (30.0%)	12 (60.0%)		(IC 54.8-93)	(IC 24.8-69.9)
Valvulopatías	No	9 (90.0%)	5 (25.0%)	.001	93.8	64.3
	Presentes	1 (10.0%)	15 (75.0%)		(IC 71.7-98.9)	(IC 38.8-83.7)

Se ajustó un modelo regresión logística a las variables significativas en la tabla anterior. Se observa que el riesgo ajustado (RM ajustados) todos son mayores a uno pero el riesgo de arritmia por crecimiento auricular es de RM=13.07 (p=.029) y de valvulopatías el riesgo es de RM=7.4 (p=.122).

Tabla 4. Resultados de regresión logística.

	RM	p	IC 95%
Disfunción sistólica	1.108	. 903	.213-5.762
Crecimiento auricular	13.077	.029	1.297-131.86
Valvulopatías	7.416	.122	.584-94.26
Constante	.180	.067	

AL considerar de manera conjuntas las variables de crecimiento auricular y valvulopatías no mejoran la predicción de arritmia VP+=90 (IC95%: 69.9,97.2), VP+=80 (IC95%: 49.0, 94.3).

Tabla 5. Tabla de predicción para arritmia. Crecimiento auricular y valvulopatías.

Observado	Pronosticado		
	Arritmias		Porcentaje correcto
	.00	1.00	
.00	8	2	80.0
1.00	2	18	90.0
Porcentaje global			86.7

VP+=90 (IC95%: 69.9,97.2), VP-=80 (IC: 49.0,94.3).

Frecuencia cardiaca. Se observó una asociación estadísticamente significativa entre alteraciones en la frecuencia cardiaca específicamente con bradicardia sinusal: disfunción diastólica (p=000) VP+=75 (IC95%: 58.1,90.3). Con presión pulmonar no fue significativa (p=.060) pero con un VP+ 80.0 (IC95%: 54.8,93).

Tabla 5. Relación entre frecuencia cardiaca y ecocardiograma

		Frecuencia cardiaca cambios 30%		P	VP +	VP -
		<30% (n=12)	>=30 (n=18)			
FEVI	<50	1 (8.3%)	5 (27.8%)	.358	83.3	45.8
	>=50	11 (91.7%)	13 (72.2%)		(IC 43.6-97)	(IC 27.9-64.9)
Disfunción sistólica	No	10 (83.3%)	12 (66.7%)	.896	75.0	45.5
	Leve	1 (8.3%)	2 (11.1%)		(IC 40.9-92.9)	(IC 26.9-65.3)
	Moderada	1 (8.3%)	3 (16.7%)			
	Severa	0 (0%)	1 (5.6%)			
Disfunción diastólica	Conservada	7 (58.3%)	0 (0.0%)	.000	78.3	100
	Grado I	5 (41.7%)	15 (83.3%)		(IC 58.1-90.3)	(IC 64.6-100)
	Grado II	0 (0%)	2 (11.1%)			
	Grado III	0 (0%)	1 (5.6%)			
Hipertrofia concéntrica	No	4 (33.3%)	2 (11.1%)	.393	66.7	66.7
	Leve	6 (50.0%)	9 (50.0%)		(IC 46.7-82)	(IC 30-90.3)
	Moderada	1 (8.3%)	5 (27.8%)			
	Severa	1 (8.3%)	2 (11.1%)			
Crecimiento Auricular	Ausente	5 (41.7%)	5 (27.8%)	.314	65	50
	Presente	7 (58.3%)	13 (72.2%)		(IC 43.3-81.9)	(IC 23.7-76.3)
Presión de A. pulmonar	<30 mmhg	9 (75.0%)	6 (33.3%)	.060	80	60
	>30 mmhg	3 (25.0%)	12 (66.7%)		(IC 54.8-93)	(IC 35.7-80.2)
Valvulopatías	No	7 (58.3%)	7 (38.9%)	.457	68.8	50
	Presentes	5 (41.7%)	11 (61.1%)		(IC 44.4-85.8)	(IC 26.8-73.2)

-Capítulo 10.- Discusión

El ecocardiograma es un estudio de bajo costo y no invasivo que prácticamente no somete al paciente a ningún riesgo[8], su uso se ha extendido en los últimos años y se podría considerar reciente su incursión a la anestesiología y más recientemente al estudio de pacientes obesos sometidos a procedimiento anestésicos, de modo que no se encontraron estudios sobre el ecocardiograma con un enfoque similar al de este trabajo de investigación, sin embargo es importante empezar a considerar todas sus posibilidades, especialmente porque esta herramienta está cada vez más al alcance del anestesiólogo, además de que existe evidencia de que otros especialistas y no solo los cardiólogos pueden capacitarse para su uso en la practica diaria[31].

El presente estudio plantea el uso de las alteraciones en las variables ecocardiográficas propias de la hipertensión y la obesidad, para predecir alteraciones hemodinámicas transanestésicas de los pacientes que presenten estos comórbidos en forma conjunta.

Los mejores predictores del ecocardiograma para presentar alteraciones de más de 30% en presión arterial fueron; FEVI VP+=100 (IC95% 61-100), Disfunción sistólica VP+=100 (IC95% 67.6,100), Hipertrofia concéntrica VP+=70.8 (IC95%: 50.8, 85.1); existe literatura que describe ampliamente las complicaciones que se asocian a la variación en la presión arterial durante el periodo transanestésico, específicamente y según refiere González-Chon O; aunado al daño renal, isquemia miocárdica y riesgo cardiovascular en los primeros 30 días tras el posoperatorio y hasta un año después[25], en nuestro estudio sin embargo no se registró ningún paciente durante el transanestésico con datos de isquemia miocárdica, solamente arritmia.

Los mejores predictores del ecocardiograma para presentar al Arritmia fueron disfunción sistólica Vp+=75% (IC95%: 50.9, 92.9), crecimiento auricular (p=.01) VP+= 90.0 (IC95%: 69.9, 97.2), así como las valvulopatías (p=.001) VP+ 93.8 (71.7,98.9), lo cual parece predecible al considerar el estudio de Nacur M, Brandao B: quienes refieren que alteraciones estructurales en la anatomía del nodo y las fibras de conducción cardiaca generan modificaciones en la transmisión eléctrica del corazón[35], manifestando la presencia de alteraciones del ritmo como pudimos observar.

Al considerar la regresión logística se encontró una asociación aumentada para arritmias tanto del crecimiento auricular como para valvulopatías, no así para la disfunción sistólica. Tanto el crecimiento auricular como las valvulopatías describen alteraciones anatómicas que podemos asociar a alteraciones en el sistema de conducción cardiaca, secundario a los mecanismos de adaptación y remodelación cardiaco propios de la hipertensión arterial como menciona Escudero E. M, en sus publicaciones para Sociedad Argentina de Hipertensión Arterial.[36]

Se encontró una asociación estadísticamente significativa entre disfunción diastólica y alteraciones en la frecuencia cardiaca, específicamente con bradicardia sinusal (P=0.0) presentando un Vp- de 78.3 (IC95% 58.1-90.3).

La ecocardiografía como herramienta anestésica va tomando cada vez más aplicaciones, actualmente es posible su utilización en diferentes ámbitos de la medicina por especialistas no cardiólogos, bajo la premisa de obtener un entrenamiento y formación en la interpretación de imágenes y patologías relacionadas en el beneficio de los pacientes obesos con comorbilidades como la hipertensión arterial.[34]

-Capítulo 11.- Conclusión

Nuestra conclusión en el presente estudio:

En los pacientes obesos con hipertensión arterial nosotros concluimos que la correlación de los cambios ecocardiográficos con las alteraciones hemodinámicas durante el procedimiento anestésico: están presentes las arritmias en el 66.6%, hipotensión 63.3% y bradicardia 60.0%. Que son variables muy importantes para una función cardiaca adecuada.

REFERENCIA BIBLIOGRÁFICA

1. Whelton P. A, Carey R, Aronow W, Casey D, Collins K, Dennison Himmelfarb Ch, DePalma S. 2017 ACC/AHA/AAPA/ABC/ACPM/AGS/APhA/ASH/ASPC /NMA/PCNA. Guideline for the Prevention, Detection, Evaluation, and Management of High Blood Pressure in Adults, J Am Coll Cardiol. 2018;71(19):127-248.--------
2. Hernández M, Rivera J, Shamah T, Cuevas L, Gómez L, Gaona E, et al. Encuesta Nacional de Salud y Nutrición de Medio Camino 2016: Resultados ponderados. [Presentación] Instituto Nacional de Salud Pública. 31 de octubre 2016.
3. Favela E, Gutierrez J, Medina M, Rolón M, Sierra C, Viniegra A. Diagnóstico y Tratamiento de la hipertensión arterial en el Primer Nivel de Atención, Rev Med Inst Mex Seguro Soc. México: 08.07.2014
4. Barrera A, Rodriguez A, Molina M. Escenario Actual de la Obesidad en México, Rev Med Inst Mex Seguro Soc. 2013;51 (3): 292-99.
5. Hernández M. Encuesta Nacional de Salud y Nutrición de Medio Camino 2016: Resultados ponderados. [Presentación] Instituto Nacional de Salud Pública. 14 de diciembre 2016.
6. Sánchez C, Pichardo E, López P, Epidemiología de la obesidad, Gac Méd Méx. 2004; 140, (2): 1-16.
7. Sitio web mundial de la OMS http://www.who.int/es/news-room/fact-sheets/detail/obesity-and-overweight
8. Luquea M, Galgob A, Abadc E, Egocheagad I, de la Cruze J, Cea-Calvo L. Hipertrofia ventricular izquierda por electrocardiograma o ecocardiograma y complicaciones cardiovasculares en hipertensos tratados de la Comunidad Autónoma de Madrid. Hipertensión (Madr.). 2008;25(3):99-107
9. Suarez L, Utilidad del ecocardiograma transesofágico en el paciente cardiópata para cirugía no cardíaca bajo anestesia general. Rev Mex Anest. 2010; 33 (1): S67-S69.

10. Evangelista A, Alonso A, Martín R, Moreno M, Oliver J, Rodríguez L, et al. Guías de práctica clínica de la Sociedad Española de Cardiología en ecocardiografía. Rev Esp Cardiol. 2000; 53 (5): 663-683
11. Barquin, I. Test de esfuerzo [Monografia en internet] Chile, Pacheco, D., Estevez, A., 2013, [consultado 07 de julio 2017]. Disponible en: http://www.basesmedicina.cl/cardiologia/411_test_esfuerzo/contenidos_test.html
12. Fernandez L, Alvarez M. Obesidad, anestesia y cirugía bariátrica. Rev Esp Anestesiol Reanim. 2004; 51: 80-94
13. Brunet L, Aceituno L. Anestesia en el paciente obeso mórbido, Rev Hosp Clín Univ de Chile. 2005; 16 (4): 293-301
14. Martinez C. A, Ibañez, Kriskovich J, Lopez A, De Bonis G, Caronia M. Evaluación de la masa ventricular izquierda por ecocardiografía en jóvenes hipertensos y/u obesos. Rev Argent Cardiol. 2001; 69: 616-622.
15. Blanch P, Freixa R, Codinach P, Martin M, Armario P. Predictores electrocardiográficos y ecocardiográficos de fibrilación auricular en pacientes hipertensos. Hipertens Riesgo Vasc. 2013;30(1): 12-17
16. González P, Giménez A, Muñoz D, Vila J, Vila A, Camacho J. Hipertensión arterial por esfuerzo: posible predictor de riesgo cardiovascular. Hipertens riesgo vasc. 2009;26(3):121-125
17. Gonzalez R. Evaluación preoperatoria y manejo intraooeratorio de pacientes obesos. Rev Guatem Cir. 2011; Vol 18: pp 84-92
18. Troncoso, V. Evaluación Preoperatoria. Rev Med. Clínica. Condes. 2011; 22(3) 340-349
19. Ibarra P. ¿Cuáles exámenes de laboratorio preanestésicos se necesitan en pacientes asintomáticos?. Rev Col Anest. 2007; 35: 301-312
20. Sierra P, Galcerán J, Sabaté S, Martínez-Amenós A, Castaño J., Gil A., Documento de Consenso sobre Hipertensión Arterial y Anestesia de las Sociedades Catalanas de Anestesiología e Hipertensión Arterial, Rev. Esp. Anestesiol. Reanim. 2009; 56: 493-502

21. Piskorz D, Tommasi A. La disfunción diastólica en pacientes hipertensos no es debida a hipertrofia ventricular izquierda. Insuf Card. 2011; 6 (1): 2-7
22. Carrillo R, Pérez A, Peña A, Díaz M, Zepeda A,De la Torre T. Evaluación perioperatoria de la función diastólica del ventrículo izquierdo. Rev Mex Anest. 2014; 37 (3):182-192
23. Paladino M. A, Scheffelaar S. El paciente hipertenso y la anestesia. Anest Analg Reanim. 2003; 18(1): 4-22
24. González M, Sunderland N, García S. Obesidad mórbida e hipertensión arterial en anestesia. CorSalud 2011;3(1):42-49
25. González-Chon O, Mille-Loera J. Morbimortalidad atribuible a la hipotensión transoperatoria. Rev. Mex. Anest. 2016;39(1): S86-S89
26. García, M. ¿Es posible entrenar a no cardiologos para realizar ecocardiografía?, Rev Esp Cardiol. 2014;67(3):168–170
27. Fernandez L, Alvarez M. Obesidad, anestesia y cirugía bariátrica. Rev Esp Anestesiol Reanim. 2004; 51: 80-94
28. Carrillo, R.,Augusto A., Peña, C.,Díaz, M., Zepeda A., De la Torre, T., et al., Evaluación perioperatoria de la función diastólica del ventrículo izquierdo, Rev Mex Anest. 2014; 37 (3): 182-192
29. Villalba J. C, Ecocardiografia estrés: La observación del anestesiólogo. Rev Colomb Anestesiol. 2001; 29 (2-7)
30. Barbry T, Coriat T, Hipertensión arterial y anestesia, Enciclopedia médico-quirurgica, 2014; (E36): 652-B20
31. Cabrera M. C, Rajdl E, Semertzakis I, Hervé M,De la Maza J, Labbé M. Ecocardiografía transtorácica intraoperatoria por anestesiólogos ¿Es factible?, Rev Chil Anest, 2010; 39: 263-267
32. Hernandez C. E, Hidalgo C, Bellot C, Victores J, Berrio J, Benitez A. Caracterización de la hipertensión arterial perioperatoria en el hospital – Cmdte. Manuel Fajardo Rivero-, Medicent Electron, 2017: 65 (01): 4-18
33. Ley general de salud, tomado de sitio web: http://www.ssa.int/es/news-room/fact-sheets/detail/o

34. Cabrera M. C, Iglesias I, Falconi M, Hernandez R, Spina S, Campos M. Primeras recomendaciones clínicas latinoamericanas para ecocardiografía perioperatoria, Rev Chil Anest, 2017; 46: 145-156.
35. Nacur M, Brandao B. Arritmias cardiacas y anestesia. Rev Bras Anestesiol, 2011; 61: 6: 440-448.
36. Escudero E. M, El ecocardiograma en la hipertensión arterial. En; SAHA editores, Hipertension arterial, epidemiología, fisiología, fisiopatología, diagnóstico y terapéutica, Argentina; 2013. P. 368-372

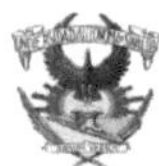

CONSENTIMIENTO INFORMADO PARA PARTICIPAR EN UN PROYECTO DE INVESTIGACION

Universidad Autónoma De Sinaloa
Centro de Investigación y Docencia en Ciencias de la Salud
Hospital Civil de Culiacán

Este formulario de Consentimiento Informado se dirige a hombre y mujeres que son atendidos en el Centro de Investigación y Docencia en Ciencias de la Salud y Hospital Civil de Culiacán y que se les invita a participar en la Investigación titulada: ECOCARDIOGRAMA COMO PREDICTOR DE ALTERACIONES HEMODINAMICAS TRANSANESTESICAS EN PACIENTES HIPERTENSOS OBESOS

NOMBRE DEL INVESTIGADOR PRINCIPAL: MARIA ELIA PEREZ GARCIA (residente de anestesiología)
NOMBRE DE LOS INVESTIGADORES ASOCIADOS: DR. ISRAEL MARTINEZ (Médico adscrito al servicio de anestesiología)

Este documento de Consentimiento Informado tiene dos partes:

- INFORMACION: Proporciona información para el estudio
- FORMULARIO DE CONSENTIMIENTO: Para firmar si está de acuerdo en participar

Se le dará una copia del Documento completo de Consentimiento Informado.

PARTE 1: INFORMACION

INTRODUCCIÓN:

Yo soy MARIA ELIA PEREZ GARCIA, trabajo para Residente del Hospital Civil de Culiacán. Estamos investigando sobre las alteraciones que tienen los pacientes hipertensos y obesos durante la cirugía general. Le voy a dar información e invitarle a participar, de decidirse, puede hablar con alguien que se sienta cómodo sobre la investigación.
Puede que haya algunas palabras que no entienda. Por favor, me detiene según le informo para darme tiempo a explicarle. Si tiene preguntas después, puede preguntarme a mí o a otros miembros del equipo de investigadores.

PROPOSITO DE LA INVESTIGACION:

El propósito de la investigación es encontrar los cambios que se generan con la obesidad y la hipertensión y provocan complicaciones durante la anestesia general. Los objetivos son encontrar los cambios que por estas enfermedades pueden complicar la situación del paciente durante una anestesia general,
Se le está pidiendo que participe en un estudio de investigación porque presenta hipertensión arterial y obesidad y va a someterse a una cirugía con anestesia general. Este tipo de estudios se realiza para poder saber más sobre el efecto de la anestesia en pacientes como usted y así encontrar los datos del ecocardiograma que nos ayuden a anticiparnos a las dificultades que se pueden presentar durante la anestesia de personas con dichas enfermedades.

PARTICIPACION VOLUNTARIA:

Su participación en esta investigación es totalmente voluntaria. Usted puede elegir participar o no hacerlo. Tanto si elige participar o no, continuarán todos los servicios que reciba en este Hospital y nada cambiará. Usted puede cambiar de idea más tarde y dejar de participar aun cuando haya aceptado antes.

PROCEDIMIENTOS:

SU PAPEL COMO SUJETO DE INVESTIGACION IMPLICA REALIZAR LA PRUEBA DE ECOCARDIOGRAMA BAJO LAS SIGUIENTES CONDICIONES:

-REALIZAR ECOCARDIOGRAMA PREVIO A LA CIRUGIA
-TOMAR ADECUADAMENTE SUS MEDICAMENTOS ANTIHIPERTENSIVOS

LOS RESULTADOS LE SERÁN PROPORCIONADOS A USTED Y TAMBIEN DE FORMA DIRECTA AL INVESTIGADOR

DURANTE SU ANESTESIA GENERAL SERÁ MONITORIZADO DE FORMA HABITUAL: MIDIENDO SU PRESION ARTERIAL, FRECUENCIA CARDIACA Y RESPIRATORIA, VALORANDO CON UN

ELECTROCARDIOGRAMA EN TIEMPO REAL SUS FUNCIONES CARDIACAS, REALIZANDO UN REGISTRO CADA 5 MINUTOS, PARA PROCEDER POSTERIORMENTE A HACER UN ANALISIS DE LOS MISMOS.

DURACION:
Se pretende incluir en el estudio 30 pacientes. La investigación durará 6 meses en total. Durante ese tiempo será necesario que acuda a la toma de su ecocardiograma previo a su cirugía programada y será informado si acaso entre los resultados se encuentre alguna situación de salud que requiera atención especializada. Al finalizar los 6 meses se finalizaría la investigación.

RIESGOS:
*Esta **Investigación se considera de riesgo mínimo** SEGÚN EL ARTICULO 17 DE LA LEY GENRAL DE SALUD QUE SE CITA A CONTINUACION: Estudios prospectivos que emplean el riesgo de datos a través de procedimientos comunes en exámenes físicos o psicológicos de diagnósticos o tratamiento rutinarios*

Usted no tiene riesgo de lesiones físicas si participa en este estudio.

BENEFICIOS:

Usted resulta beneficiado al descartar alteraciones cardiacas de varios tipos con el estudio y si llegaran a encontrarse resultados que sugieran que necesita atención médica especializada, se le hará saber antes de su cirugía.
Puede que no haya beneficio para usted, pero es probable que su participación nos ayude a encontrar una respuesta a la pregunta de investigación. Puede que no haya beneficio para la sociedad en el presente estado de la investigación, pero es probable que generaciones futuras se beneficien.

INCENTIVOS O GASTOS:

El ecocardiograma le generaría un costo de $1000. Ud. no tendrá otro gasto por participar. No se cubrirán estudios ni medicamentos que estén relacionados con la cirugía.

CONFIDENCIALIDAD:

Explique como el equipo de investigación mantendrá la confidencialidad de la información, especialmente en lo que se refiere e a información sobre el participante que de otra forma seria solo conocido por el médico, pero ahora se hará disponible al equipo entero. Notar que a causa de que a través de la investigación se realiza algo fuera de lo ordinario, cualquier individuo que sea parte de la investigación es probable que sea identificado más fácilmente por miembros de la comunidad y por tanto es más probable que sea estigmatizado.

***Ejemplo de redacción**: Con esta investigación, se realiza algo fuera de lo ordinario en su comunidad. Es posible que si otros miembros de la comunidad saben que usted participa, puede que le hagan preguntas. Nosotros no compartiremos la identidad de aquellos que participen en la investigación. La información que recojamos por este proyecto se mantendrá confidencial. La información acerca de usted que se recogerá será puesta fuera del alcance y nadie sino los investigadores tendrán acceso a verla. Cualquier información acerca de usted tendrá un número en lugar de su nombre. Solo los investigadores sabrán cuál es su número y se mantendrá la información encerrada en archivos bajo llave. No será compartida ni entregada a nadie. El conocimiento que obtengamos por realizar esta investigación se compartirá con usted antes de que se haga disponible al público.*
En caso de que los resultados de este estudio sean publicados en revistas médicas o presentados en congresos médicos, su identidad no será revelada.

INFORMACION A LO LARGO DEL ESTUDIO:

Si durante el estudio hay información nueva que pueda ser lo suficientemente importante como para que usted reciba algún beneficio de ella, se le hará saber lo antes posible

A QUIEN CONTACTAR:

Ejemplo de redacción: *Si tiene cualquier pregunta puede hacerla ahora o más tarde, incluso después de haberse iniciado el estudio. Si desea hacer preguntas más tarde, puede contactar cualquiera de las siguientes personas: (nombre, dirección, número de teléfono, e-mail).*

Dra. María Elia Pérez García, Hospital Civil de Culiacán.
Teléfono 87977909
Email: maep.128@gmail.com

Esta propuesta ha sido revisada y aprobada por el Comité de Etica en Investigación del Centro de Investigación y Docencia en Ciencias de la Salud en el Hospital Civil de Culiacán, que es un Comité cuya tarea es asegurarse de que se protege de daños a los participantes en la investigación. Con número de registro 017. Si usted desea averiguar más sobre este Comité o si Usted tiene alguna pregunta relacionada con sus derechos como participante en la investigación contacte a la presidenta del Comité, la Dra. Martha Elvia Quiñónez Meza, con dirección en Eustaquio Buelna No. 91, Col. Gabriel Leyva, teléfono 7132606 y 7137978 extensión 19.

.

PARTE 2. FORMULARIO DEL CONSENTIMIENTO

CARTA DE CONSENTIMIENTO INFORMADO

Universidad Autónoma De Sinaloa
Centro de Investigación y Docencia en Ciencias de la Salud
Hospital Civil de Culiacán

TITULO DE LA INVESTIGACION: ECOCARDIOGRAMA COMO PREDICTOR DE ALTERACIONES HEMODINAMICAS TRANSANESTESICAS EN PACIENTES HIPERTENSOS OBESOS

He leído la hoja de información del Consentimiento Informado, he recibido una explicación satisfactoria sobre los procedimientos del estudio y su finalidad.

He quedado satisfecho con la información recibida de mi médico, la he comprendido y se me han respondido todas mis dudas. Acepto voluntariamente participar en este estudio y entiendo que tengo derecho a retirarme de la investigación, sin perder mis derechos como paciente de este Hospital con la única obligación de informar mi decisión al médico responsable del estudio.

NOMBRE DEL PARTICIPANTE: ______________________________
DIRECCION: ______________________________
TELEFONO: ____________ FECHA:(día,mes,año): ____________

FIRMA DEL PARTICIPANTE: ______________

NOMBRE DEL TESTIGO: ______________________________
PARENTESCO: ______________________________
DIRECCION: ______________________________
TELEFONO: ____________ FECHA: (día, mes, año): ____________

FIRMA DEL TESTIGO: ______________

NOMBRE DEL TESTIGO: ______________________________
PARENTESCO: ______________________________
DIRECCION: ______________________________
TELEFONO: ____________ FECHA: (día, mes, año): ____________

FIRMA DEL TESTIGO: ______________

NOMBRE Y FIRMA DE QUIEN SOLICITO EL CONSENTIMIENTO:

____

____

PARTE 2: FORMULARIO DEL CONSENTIMIENTO
Si el participante es Analfabeto

CARTA DE CONSENTIMIENTO INFORMADO
Universidad Autónoma De Sinaloa
Centro de Investigación y Docencia en Ciencias de la Salud
Hospital Civil de Culiacán

TITULO DE LA INVESTIGACION: ECOCARDIOGRAMA COMO PREDICTOR DE ALTERACIONES HEMODINAMICAS TRANSANESTESICAS EN PACIENTES HIPERTENSOS OBESOS

He sido testigo de la lectura exacta del documento de consentimiento para el potencial participante y el individuo ha tenido la oportunidad de hacer preguntas. Confirmo que el individuo ha dado consentimiento libremente.

NOMBRE DEL TESTIGO: ________________________________
PARENTESCO: ________________________________
DIRECCION: ________________________________
TELEFONO: ________________ FECHA: (día, mes, año): ________________

FIRMA DEL TESTIGO: ________________

NOMBRE DEL TESTIGO: ________________________________
PARENTESCO: ________________________________
DIRECCION: ________________________________
TELEFONO: ________________ FECHA: (día, mes, año): ________________

FIRMA DEL TESTIGO: ________________

NOMBRE DEL PARTICIPANTE: ________________________________
DIRECCION: ________________________________
TELEFONO: ________________ FECHA:(día,mes,año): ________________

HUELLA DACTILAR: ________________

NOMBRE Y FIRMA DE QUIEN SOLICITO EL CONSENTIMIENTO:

____

____

HOJA DE RECOLECCION DE DATOS

TITULO DEL ESTUDIO: ECOCARDIOGRAMA COMO PREDICTOR DE CAMBIOS HEMODINAMICOS TRANSANESTESICOS EN PACIENTES HIPERTENSOS OBESOS

Investigador principal: MARIA ELIA PEREZ GARCIA

Sede : Hospital Civil de Culiacan/Universidad Nacional Autónoma de Sinaloa

Nombre del paciente: ____
Teléfono:______________________________
Lugar de nacimiento:____________________ Lugar de residencia:________________________

Edad:___________ Peso:______kg Estatura:________cm.
IMC:___________

Fecha de ecocardiograma:______________________
Fecha de cirugía:______________________
Tipo de cirugía:____________________________

Fecha de diagnóstico de hipertensión arterial:_________________________
Fecha de diagnóstico de obesidad:____________________________

Tratamientos (favor de anotar todos los fármacos que consume):______________
____
____

FUNCION SISTOLICA		FEVI	
FUNCION DIASTOLICA		ALTERACION TRANSANESTESICA EN FRECUENCIA CARDIACA	
GROSOR DE PARED		ALTERACION TRANSANESTESICA EN PRESION ARTERIAL	
DIAMETRO MIOCARDICO		ALTERACION TRANSANESTESICAS DEL RITMO CARDIACO	

HOSPITAL CIVIL DE CULIACAN

REGISTRO DE ANESTESIA

NOMBRE CAMA EXP. FECHA

EDAD PESO TALLA ESTADO FISICO 1 2 3 4 5 A.S.A. U1 U2 U3 U4 U5 RIESGO ANESTESICO POSICION

MEDICACION PREANESTESICA VIA HORA

1
2
3
4

DIAG. PREOP.

DIAG. POSTOP.

OPERACION

ANESTESIOLOGO

CIRUJANO

AGENTES Y LIQUIDOS

HORA

T.A.

• PULSO

R

1.- Lleg. Quir.

2.- I. Anestesia

3.- I. Operación

4.- T. Operación

5.- T. Anestesia

6.- P. Recup.

S.- Succión

°C			
	220		220
40	200		200
38	180		180
36	160		160
34	140		140
32	120		120
30	100		100
	80		80
	60		60
	40		40
	20		20
	0		0

VENT

NOTAS

METODO USADO

Intubación

Oral Nasal

Tubo

Manguito

FACIL DIFICIL

INDUCCION DOSIS TECNICA

MANTENIMIENTO

ACTIVIDAD MUSCULAR	Movs. Voluntarios al Ordenárselo (4EXT)	+2	
	Movs. Voluntarios al Ordenárselo (2 EXT)	+1	
	COMPLETAMENTE INMOVIL	+0	
RESPIRACION	Respiraciones Amplias y Capaz de Toser	+2	
	Respiraciones Limitadas	+1	
	APNEA	+0	
CIRCULACION	Presión Arterial + de Nivel PTRSNRDY	+2	
	Presión Arterial + 20-50 %	+1	
	PRESION ARTERIAL + 50%	+0	
ESTADO DE CONCIENCIA	Completamente Despierto	+2	
	Responde al ser Llamado	+1	
	NO RESPONDE	+0	
COLOR	Mucosas Sonrosadas	+2	
	Pálido, Lívido, Loterico	+1	
	CIANOTICO	+0	

ANESTESIA DE CONDUCCION

Simple Fraccionada Aguja

Cateter Agente Dosis

Latencia Altura Duración

Analgesia Relajación B. Motor

TOTAL H2O	ML
Na	mEq
K	mEq
SANGRE	ml
PLASMA	ml
OTROS	

TIEMPO ANESTESIA TIEMPO CIRUGIA TOTAL

0	15	30	60	90

COMENTARIOS

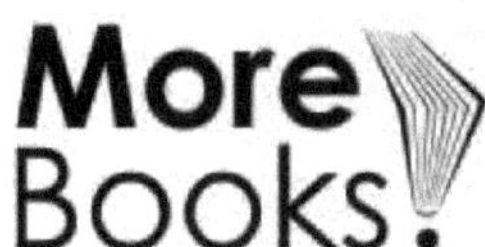

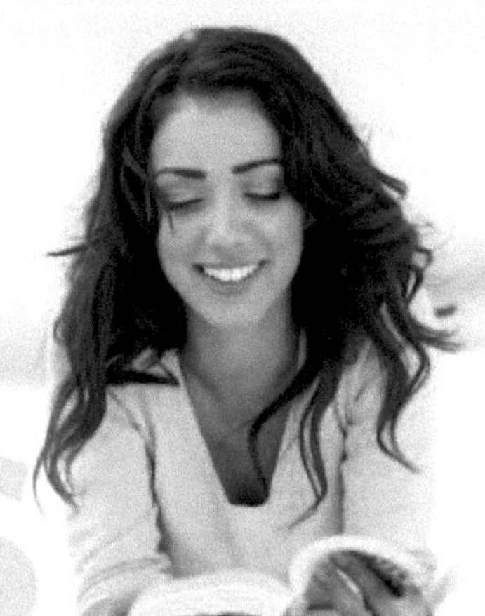

yes

I want morebooks!

Buy your books fast and straightforward online - at one of world's fastest growing online book stores! Environmentally sound due to Print-on-Demand technologies.

Buy your books online at
www.morebooks.shop

¡Compre sus libros rápido y directo en internet, en una de las librerías en línea con mayor crecimiento en el mundo! Producción que protege el medio ambiente a través de las tecnologías de impresión bajo demanda.

Compre sus libros online en
www.morebooks.shop

KS OmniScriptum Publishing
Brivibas gatve 197
LV-1039 Riga, Latvia
Telefax: +371 686 204 55

info@omniscriptum.com
www.omniscriptum.com

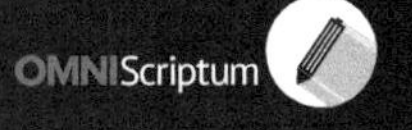

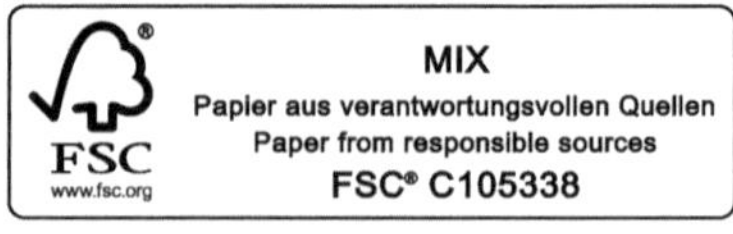

Printed by Books on Demand GmbH, Norderstedt / Germany